essentials

essentials liefern aktuelles Wissen in konzentrierter Form. Die Essenz dessen, worauf es als „State-of-the-Art" in der gegenwärtigen Fachdiskussion oder in der Praxis ankommt. *essentials* informieren schnell, unkompliziert und verständlich

- als Einführung in ein aktuelles Thema aus Ihrem Fachgebiet
- als Einstieg in ein für Sie noch unbekanntes Themenfeld
- als Einblick, um zum Thema mitreden zu können

Die Bücher in elektronischer und gedruckter Form bringen das Expertenwissen von Springer-Fachautoren kompakt zur Darstellung. Sie sind besonders für die Nutzung als eBook auf Tablet-PCs, eBook-Readern und Smartphones geeignet. *essentials:* Wissensbausteine aus den Wirtschafts-, Sozial- und Geisteswissenschaften, aus Technik und Naturwissenschaften sowie aus Medizin, Psychologie und Gesundheitsberufen. Von renommierten Autoren aller Springer-Verlagsmarken.

Weitere Bände in der Reihe http://www.springer.com/series/13088

Alina Kerber

Sexualität in der personzentrierten Psychotherapie

Orientierung für Psychotherapeuten und Sexualtherapeuten

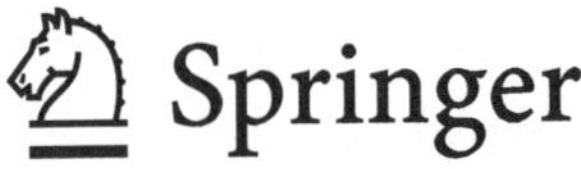

Alina Kerber
Psychotherapeutische Praxis
Wien, Österreich

ISSN 2197-6708   ISSN 2197-6716   (electronic)
essentials
ISBN 978-3-658-21868-3   ISBN 978-3-658-21869-0   (eBook)
https://doi.org/10.1007/978-3-658-21869-0

Die Deutsche Nationalbibliothek verzeichnet diese Publikation in der Deutschen Nationalbibliografie; detaillierte bibliografische Daten sind im Internet über http://dnb.d-nb.de abrufbar.

Gedruckt auf säurefreiem und chlorfrei gebleichtem Papier

Springer ist ein Imprint der eingetragenen Gesellschaft Springer Fachmedien Wiesbaden GmbH und ist ein Teil von Springer Nature
Die Anschrift der Gesellschaft ist: Abraham-Lincoln-Str. 46, 65189 Wiesbaden, Germany

- Dieses *essential* befasst sich mit der personzentrierten Konzeptualisierung von Sexualität.
- Die menschliche Sexualität wird bezüglich ihrer Beziehungsdimensionen untersucht und als Beziehungskategorie dargestellt.
- Es werden wichtige theoretische Begriffe des personzentrierten Paradigmas in Bezug auf Sexualität eingeführt und erörtert.
- Das *essential* nähert sich dem Thema der Sexualität mit einem beziehungs- und begegnungsorientierten Verstehen dessen.

Danksagung

Mein besonderer Dank gilt meinem Stiefvater und meinem Vater, mit deren wissenschaftlichen Unterstützung ich die Arbeit fertig stellen konnte.

Ich danke Mag. Christian Fehringer für die großzügige Freiheit, die ich beim Verfassen der Arbeit walten lassen durfte.

Außerdem danke ich meiner Mutter für die korrekte Arbeitshaltung, die sie mich entwickeln ließ.

Alina Kerber

Inhaltsverzeichnis

Einleitung

1

Es erscheint mir wesentlich, Fragestellung und Intension der Arbeit, sowie das Motiv der Themenwahl vorweg zu explizieren.

Wir leben in einer Zeit, die von starker Sexualisierung gekennzeichnet ist: Man spricht offen und leger über intime Beziehungen; Personen, die jenen Freimut nicht beweisen, gelten schnell als frigid oder verklemmt. Noch nie zuvor war es derart einfach, an pornografisches, teilweise äußerst hinterfragenswertes Material zu gelangen. Die Medien strotzen förmlich vor halb nackter Frauen, deren Körper dank moderner Fotobearbeitungsprogramme als makellos verkauft werden können. Es werden einprägsame, starre Bilder und Vorstellungen von Sexualität kreiert. Frei nach dem Motto „Quantität statt Qualität" wird eine positions- und orgasmusorientierte Form der Sexualität propagiert, die sich durch die Allgegenwärtigkeit der Thematik an sich auszeichnet. Insgesamt scheint guter Sex nur jener zu sein, der Frauen kreischen, beißen und kratzen lässt, obwohl aufgrund der gewählten Stellung während des gesamten Verkehrs keinerlei klitorale Stimulation stattfindet und athletische Männer ihre Erektion über Stunden hinweg halten lässt, denn der Liebhaber von heute kann scheinbar ohne Ende Liebe machen, wenn er doch nur währenddessen die Silikonbrüste seiner Partnerin kräftig kneten darf.

Die vorliegende Arbeit beschäftigt sich mit personzentrierten Konzeptualisierungen von Sexualität. Wie für den personzentrierten Ansatz spezifisch, ist die zentrale Herangehensweise an das Thema eine sehr beziehungsorientierte. Es wird erläutert werden, wie sich Sexualität aus personzentrierter Sicht als Ausdruck der Beziehungsgestaltung verstehen lässt. Dabei werden zwei Beziehungsebenen beleuchtet: Zunächst widmet sich die Arbeit der substanzialen Beziehungsebene (die Beziehung zur eigenen Person), im Hauptteil wird ausführlich die relationale Beziehungsebene (die Beziehung zum Gegenüber)

© Springer Fachmedien Wiesbaden GmbH, ein Teil von Springer Nature 2018
A. Kerber, *Sexualität in der personzentrierten Psychotherapie*, essentials,
https://doi.org/10.1007/978-3-658-21869-0_1

erörtert. Dabei soll gezeigt werden, dass erfüllte Sexualität kaum mit dem in unserer Gesellschaft weit verbreiteten, oben beschriebenen Modus miteinander intim zu sein, korreliert. Erfüllte Sexualität bedeutet Begegnung. Schmid (1996b, S. 496) schreibt dazu treffend: „Personale Sexualität ist verkörperte, verleib-lichte, inkarnierte Begegnung." Das Anliegen der Verfasserin ist es, Sexualität quasi als eine Beziehungskategorie darzulegen, was der Thematik an sich erfri-schende Tiefe verleiht. Sexualität als solche ist in der personzentrierten Literatur eine wenig behandelte Thematik, explizite Ausführungen dazu sind rar. Gerade jedoch vor dem Hintergrund aktuell kursierender, sexueller Vorgaben, wie sie oben beschreiben wurden und der Zunahme von sexuellen Störungen und Dys-funktionen ist es von höchster Relevanz, sich mit theoretische Grundlagen von Sexualität zu befassen und schulenspezifischer, fundierter Auseinandersetzung Raum zu geben.

Allgemeine Annäherung an das Thema „Sexualität" 2

2.1 Definitionen und Begriffsbestimmungen von Sexualität

Zunächst erscheint eine allgemeine Annäherung an das Thema „Sexualität" sinnvoll und notwendig. Zu diesem Zweck werden verschiedene Teilaspekte von Sexualität angeführt und erläutert. Sexualität einheitlich, umfassend und exakt zu definieren ist sehr schwierig, weil Sexualität sehr viele Gesichtspunkte beinhaltet. Der Begriff Sexualität leitet sich vom lateinischen Wort „sexus" ab, das Geschlecht bedeutet (Borneman 1984, S. 501) und bezieht sich sowohl auf das männliche, als auch auf das weibliche Geschlecht bei Mensch und Tier. Es existieren eine Reihe von getätigten Definitionsversuchen, die abhängig von der jeweiligen Lehre, die jene vorgenommen hat, den Schwerpunkt disziplingemäß setzt. Leider erwiesen sich viele dieser Begriffsfestlegungen oftmals als unvollständig und somit als unzureichend. Das Wesen der Sexualität verlangt nach einer fundierten Auseinandersetzung mit dem Thema in seiner Ganzheit. Eine ausführlichere Begriffsbestimmung findet sich bei Springer (2010, S. 2): „Sexualität bezeichnet nicht allein die Aktivitäten und die Lust, die vom Funktionieren das Genitalapparates abhängen, sondern eine ganze Reihe von Erregungen und Aktivitäten, die bereits in der Kindheit bestehen und eine Lust verschaffen, die auch aus der Befriedigung des Bedürfnisses nach Nähe, Intimität und Zärtlichkeit resultiert, also nicht auf die Stillung eines physiologischen Bedürfnisses reduzierbar ist."

In der Folge soll der Versuch unternommen werden, einige zentrale Komponenten und Faktoren menschlicher Sexualität zu erläutern und so in möglichst umfassender Weise Aspekte dieser zu beleuchten. Es wird im vorliegenden Kapitel dabei bewusst auf psychoanalytische Begriffsbestimmungen und Explikationen von und hinsichtlich Sexualität verzichtet, auch wenn die Abhandlung

© Springer Fachmedien Wiesbaden GmbH, ein Teil von Springer Nature 2018
A. Kerber, *Sexualität in der personzentrierten Psychotherapie*, essentials,
https://doi.org/10.1007/978-3-658-21869-0_2

psychoanalytischer Theorien an dieser Stelle logisch erschiene. Erst das nachfolgende Kapitel befasst sich ausführlich mit Differenzen und Unterschiedlichkeiten zwischen tiefenpsychologischen und personzentrierten theoretischen Grundlagen in Bezug auf Sexualität. Menschliche Sexualität birgt in sich sehr viel mehr als die Funktion der Fortpflanzung (Baker 2000, S. 264), sie kann Ausdruck tiefer Emotionen und der Liebe sein, die zwei Individuen füreinander hegen. Sie bedeutet nicht nur physische Nähe im Sinne eines Körperkontakts, sie ist auch eine ganz besondere, exklusive Nähe im Sinne einer Intimität. Sexualität schließt Komponenten der Erotik und Wärme, sowie den Austausch von Zärtlichkeiten mit ein. „Beim den Menschen hat Sexualverhalten den Beiklang von Romantik und Erotik und wird weniger oft mit der Fortpflanzung an sich in Verbindung gebracht" (Avers 1976, S. 217). Sexualität beinhaltet körperliche (physiologische), psychische, sowie (psycho-)soziale bzw. soziokulturelle Komponenten (Gender, …) und kontextuelle Faktoren (Ökonomie, …).

Der physiologische oder auch biologische Beitrag zu dem komplexen Zusammenspiel menschlicher Sexualität ist die anatomische und hormonelle Ausstattung einer Person. „Clearly, our biological status establishes the foundation of our sexuality. Our genetic endowment, anatomy, physiology, and hormonal system provide sexual potentials" (Byer et al. 1999, S. 5). Es besteht kein Zweifel daran, dass rein biologische Faktoren, d. h. körperliche Vorgänge, die als angeboren erachtet werden dürfen, die menschliche Sexualität beeinflussen. „One facet of this viewpoint (the physiological perspective) emphasizes the brain mechanisms, hormonal cycles, and physiological processes that underlie sexual behaviors such as ovulation, conception, coitus, and ejaclation" (Byer et al. 1999, S. 46). Gleichzeitig ist es jedoch wichtig zu betonen, dass menschliche Sexualität keinesfalls auf physiologische Abläufe zu reduzieren ist. Ausschließlich biologische Definitionen zeigen rasch Unzulänglichkeiten und gelten als zu eindimensional. „So beruhten z. B. die Annahme eines „Sexualtriebes" und die ihm gewidmeten Forschungsversuche auf bestimmten biologischen und medizinischen Vorstellungen des 19. Jhs., die sich inzwischen als nicht haltbar erwiesen haben" (Haeberle 2005, S. 83).

Ein biopsychosoziales Modell etablierte sich graduell und erwies sich als geeigneter, um zahlreichere Aspekte von Sexualität transparent machen zu können. „For human beings, rather than being just a biological function, sexual activity serve to express many psychological, social, and cultural meanings. Thus, most scholars regard human sexuality as a complex biopsychosocial behavior" (Byer et al. 1999, S. 5). Psychische Faktoren treten im Sinne seelischer Verfassungen und Konstitutionen, sowie vorübergehenden Gemütslagen zutage. Psychisches Leiden wie beispielsweise Stress, Trauer, Verlust, Schmerz oder aber auch weitreichendere Diagnosen, wie Schizophrenie oder diverse Persönlichkeitsstörungen können maßgeblich Einfluss auf das menschliche, sexuell-erotische Empfindungsvermögen haben. Soziokulturelle Begebenheiten und Fortpflanzung stehen in Wechselwirkung zueinander: „Die Grundlage für ein Sozialleben bildet primär das Fortpflanzungsverhalten, vor allem jene Verhaltensweisen, die mit Paarung und der Pflege der Jungen in Beziehung stehen" (Avers 1976, S. 199). Fortpflanzung macht die Errichtung von Sozialität und Kultur notwendig; die Gestaltung eben dieser wirkt maßgeblich auf Struktur, Form und Charakter des Sexualverhaltens und menschlicher, sexueller Begegnung. „Die Variabilität und Komplexität sexueller und anderer Verhaltensweisen geben den maßgeblichen Einfluss sozialer und kultureller Faktoren auf die Verwirklichung des genetischen Potentials wieder" (Avers 1976, S. 218). Eine Vielzahl von soziokulturellen oder psychosozialen Faktoren, wie beispielsweise Gesellschaftsstruktur, Medien, Institutionen (Kirche, ...), Religion, Traditionen und Bräuche nehmen Einfluss auf die Sexualität und ihre je individuellen Färbungen.

Hinsichtlich des Gender-Aspekts von Sexualität soll an dieser Stelle angemerkt werden, dass das Geschlecht einer Person mit Sicherheit das Erleben und die Gestaltung (Fantasien, Wünsche, Präferenzen, etc.) ihrer Sexualität beeinflusst: So zeigen Frauen beispielsweise größere Variabilität und Verschiedenheit in ihren sexuellen Reaktionsmustern als Männer (Avers 1976, S. 224). Auch Unterschiedlichkeiten und Differenzen hinsichtlich des sexuellen Reaktionszyklus von Mann und Frau dürfen nicht außer Acht gelassen werden. Hierzu existieren beispielsweise hervorragende Forschungsarbeiten von den renommierten Sexualtherapeuten Masters und Johnson. Die Arbeit nimmt in einem individuellen Kapitel ausführlich Bezug auf genderspezifische Aspekte und wird eine personzentrierte Sichtweise der Geschlechterthematik darlegen. Jene Ausführungen werden deutlich machen, warum sich überaus detaillierte Darstellungen der Geschlechterspezifität im vorliegenden Kapitel als wenig sinnvoll erweisen würden.

Des Weiteren üben kontextuelle Faktoren wie Politik, Kultur, Epoche und Zeitgeist, sowie Rechtslage, Erziehung, Ethik und auch Medizin hinsichtlich Verhütung und dem Schutz vor Krankheiten erheblichen Einfluss auf die Gestaltung der menschlichen Sexualität aus. Anhand der vorliegenden Ausführungen und Erläuterungen wird deutlich wie komplex und vielschichtig menschliche Sexualität zutage tritt. „Our sexuality is both broad and complex, and it consists of all the aspects mentioned: sex, reproductive roles, gender roles, sensual and sexual pleasure, romatic and intimate relationships, sexual expression throughout the life span (...), and concerns regarding sexually transmitted diseases" (Byer et al. 1999, S. 23).

Es soll jedoch nicht der Eindruck erweckt werden, der Mensch sei hinsichtlich seiner Sexualität ein Produkt mehrerer Umwelteinflüsse, er ist natürlich aktiv an der Gestaltung seiner Sexualität beteiligt. „However, we should recognize that here are also many enviromental forces that have great influence on how we express our sexual selves. That is, our biological potentials are filtered through and interact with many external forces that shape our sexuality. Of course, human beings are not just passive recipients and responders to these external forces; we actively use them to create our sexual reality" (Byer et al. 1999, S. 7).

2.2 Sexualität im personzentrierten Paradigma – in Abgrenzung zu libidinösen und triebhaften Konzepten

In der Folge sollen personzentrierte Herangehensweisen an und der Umgang mit Sexualität – in Abgrenzung zu libidinösen und triebhaften Konzepten – erörtert werden. Aufgrund der Notwendigkeit den Umfang der Arbeit einigermaßen zu beschränken, können tiefenpsychologische Konzeptualisierungen von Sexualität an dieser Stelle jedoch nur ansatzweise beleuchtet werden. Intensive Auseinandersetzung und Beschäftigung mit der zur Verfügung stehenden Literatur lassen mehrere wesentliche Unterscheidungsmerkmale identifizieren.

Sexualität, wie sie der personzentrierte Ansatz begreift, ist die tatsächliche, sexuelle Begegnung mit sich selbst (z. B. in der Selbstbefriedigung ausschließlich) und einer anderen Person. Im personzentrierten Paradigma ist mit Sexualität „auch wissenschaftlich genau das damit gemeint, was wir alle privat darunter verstehen" (Schmid 1996b, S. 489). Die personzentrierte Schule versteht unter Sexualität genau das, was man im üblichen Wortsinn, umgangsprachlich mit dem Begriff „Sexualität" bezeichnet. „Wenn im personzentrierten Ansatz von Sexualität die Rede ist, ist auch Sexualität gemeint" (Schmid 1996b, S. 488).

Tiefenpsychologische Verfahren, insbesondere die klassische Psychoanalyse nehmen eine Ausdehnung des Begriffs „Sexualität" auf jedwedes Libidinöse und Triebhafte vor. Damit unterscheidet sich eine personzentrierte Definition von Sexualität maßgeblich von einer, die tiefenpsychologischen Theorien zugrunde liegt. „(…) mit Sexualität ist im Personzentrierten Ansatz das gemeint, was man auch landläufig – umgangssprachlich – unter Sexualität versteht und nicht wie etwa in der Psychoanalyse Freuds alles Libidinöse" (Schmid 1996b, S. 488).

Umgekehrt passiert aus personzentrierter Sicht mit eben dieser starken Verallgemeinerung eine Überbewertung von Sexualität, in dem sie mit jeglichem menschlichen Lebensbereich verknüpft zu sein scheint und in Verbindung gebracht wird. Folglich passiert es, dass eine Reihe von ursprünglich sexuell neutralen Thematiken eine sexuelle Bedeutung erhalten. Der personzentrierte Ansatz charakterisiert Sexualität als äußerst intim, sie hat mit dem ganz Persönlichen eines Menschen zu tun. Schmid (1996b, S. 497) äußert sich bezüglich weithergeholter, sexueller Interpretationen und Auslegungen in kritischem Ton: „Wenn Sexualität mit dem ganz Persönlichen zu tun hat, muss man die Person selbst fragen, ob etwas ,sexuell ist' (eine sexuelle Bedeutung hat), und nicht verallgemeinernd oder von außen darüber urteilen." Die Generalisierung sexueller Deutungen erzeugt ein Bild des Menschen, das ihn vorrangig als Wesen, welches sich maßgeblich durch das Bestimmtsein von Trieben kennzeichnet, darstellt. Im personzentrierten Paradigma geht es „vor allem um die ganzheitliche Sicht der Person, die für Rogers wichtiger war als geschlechts- oder triebspezifische Aspekte, die Betonung der Freiheit gegenüber jedweder Triebdominanz sowie die Ablehnung des psychoanalytischen Paradigmas generell" (Schmid 1996b, S. 489). Für Rogers ist Sexualität ein Teilbereich des menschlichen Lebens, welches auch viele andere beinhaltet. Nach rogerianischem Verständnis steht die Person in Zentrum des Interesses und nicht ihre Sexualität als eine ausgewählte Facette des menschlichen Seins. „Der Personzentrierte Ansatz rückt, wie der Name sagt, die Person in den Mittelpunkt" (Teichmann-Wirth 1992, S. 293). Sexualität wird im personzentrierten Ansatz nicht als etwas verstanden, was die Person einschränkt oder unfrei macht. Es „(…) begünstigen Grundüberzeugungen der humanistischen Tradition – Wachstumstendenz des Menschen, Ganzheitlichkeit von Körper-Geist-Seele und vor allem die Überzeugung, dass der Mensch in seinem Wesen frei und nicht durch Triebe in seinem Verhalten determiniert ist – eine Sichtweise, welche das Ganze, die Person, das Selbst, den Organismus in den Mittelpunkt rückt" (Teichmann-Wirth 1992, S. 294).

Insbesondere in der klassischen Psychoanalyse passiert eine starre Fixierung auf die Genitalität einer Person. „Als normales Sexualziel gilt die Vereinigung der Genitalien in dem als Begattung bezeichneten Akte (…). Doch sind bereits am normalsten Sexualvorgang jene Ansätze kenntlich, deren Ausbildung zu den Abirrungen führt, die man als Perversionen beschrieben hat. Es werden nämlich gewisse intermediäre (auf dem Weg zur Begattung liegende) Beziehungen zum Sexualobjekt, wie das Betasten und Beschauen desselben, als vorläufige Sexualziele anerkannt" (Freud 2000, S. 60). Freud propagiert, es ginge darum eine infantile Sexualität abzulegen, die von einer reifen Sexualität abgelöst wird. Infantile Sexualität charakterisiert sich maßgeblich dadurch, dass Penetration nicht als vordergründig erachtet wird. Aus personzentrierter Sicht ist das Aufstellen einer Norm, wie Lust erlebt werden soll, jedoch der sexuellen Begegnung nicht zuträglich. Die Verbreitung allgemein gültiger Vorgaben bezüglich anatomischer

Lustquellen und Sexualziele (Freud 2000, 62) ist vom personzentrierten Standpunkt aus abzulehnen. Kerner (2005, S. 57) kritisiert Freud deutlich hinsichtlich der Annahme ausschließlich Penetration sei Zeichen einer reifen Sexualität, die es zu erlangen gilt, indem infantile Möglichkeiten der Befriedigung überwunden werden. Im personzentrierten Ansatz gibt es nicht eine „richtige" Form der Befriedigung oder einen korrekten Weg Verkehr zu haben; personzentriertes Gedankengut hält die Person dazu an, Kreativität in ihrer Sexualität walten zu lassen und verschiedenen Möglichkeiten der Befriedigung gegenüber offen zu sein. „Die Erscheinungs- und Ausdrucksformen der Sexualität sind vielfältig, Es gibt nicht eine „richtige" Sexualität. Jeder Mensch hat prinzipiell die Möglichkeit, die ihm entsprechenden Spielarten sexuellen Verhaltens zu wählen" (Schmid 1996b, S. 498). Die Forderung auf eine bestimmte Art sexuell „funktionieren" zu müssen, erzeugt Druck, der sicher nicht zur Konsequenz hat, dass sich eine Person in ihrer Sexualität frei fühlen und enthemmt sein kann. „Zur ‚Abspaltung' der Sexualität vom organismischen Erleben kommt es insbesondere durch das Erleben von Bedrohlichkeit in der psychischen (und damit sexuellen) Entwicklung" (Schmid 1996b, S. 504).

Zuletzt soll noch folgende Unterschiedlichkeit festgehalten und diskutiert werden: Tiefenpsychologische Ansätze deklarieren in einer defizitorientierten Begrifflichkeit, dass Sinn und Zweck von Sexualität Triebreduktion und Spannungsabbau seien. Sexualität sei ein „Akte, der zur Lösung der sexuellen Spannung und zum zeitweiligen Erlöschen des Sexualtriebes führt (Befriedigung analog der Sättigung beim Hunger)" (Freud 2000, S. 60). Das personzentrierte Paradigma postuliert, dass es in der Sexualität um den Aufbau positiv empfundener Anspannung ginge und nicht um das hastige Herbeiführen sexueller Befriedigung. „Ein personzentriertes Verständnis von Sexualität sieht diese daher (im Gegensatz zu manchen Konzepten der orthodoxen Psychoanalyse) nicht vorrangig unter dem Gesichtspunkt der Spannungslösung, sondern als Regung zu lustvollem Tun und insofern einem Aufbau zu konstruktiv empfundener Spannung" (Schmid 1996b, S. 494). Der personzentrierte Ansatz erfasst nicht nur Entspannung, als einen Teil, den Sexualität mit Sicherheit auch in sich birgt, sondern er räumt menschlicher Sexualität auch Aspekte der bewussten Entwicklung von Erregung und die Entstehung intimer Momente ein, in denen das Loslassen zu etwas Besonderem wird. „So verstanden ist der Sexualakt keine Bedürfnisbefriedigung, die „genitale Umarmung" ist Hingabe an das eigene Selbst und das des Anderen" (Teichmann-Wirth 1992, S. 299).

Eine weitere Verschiedenheit der Herangehensweisen wird auch deutlich, wenn man Sexualität als Aktualisierungstendenz begreift. Das folgende Kapitel setzt sich intensiv mit Sexualität als eine mögliche Form der Aktualisierungstendenz auseinander. Insbesondere These 2 nimmt dabei nochmals Bezug auf eine weitere Differenz zwischen dem personzentrierten Paradigma und tiefenpsychologischen Ansätzen im Umgang mit Sexualität.

3.1 Aktualisierungstendenz – eine Begriffsbestimmung

Im folgenden Kapitel wird der Begriff der Aktualisierungstendenz eingeführt und expliziert. Die Aktualisierungstendenz liegt dem personzentrierten Ansatz zugrunde (Rogers 1984, S. 13) und ist damit eines der Kernprinzipien der organismischen Persönlichkeitstheorie des personzentrierten Paradigmas. Ihr Vorhanden-Sein oder ihre Abwesenheit entscheidet über die Lebendigkeit eines Organismus. Ein Organismus ohne Aktualisierungstendenz ist tot. „Sie ist Ausdruck des vitalen Kerns der Person (…)" (Schmid 1994, S. 415). Verschiedenste Wissenschaften pflichten ihrem Bestehen bei. „Es liegen gesicherte Befunde aus vielen Disziplinen vor, die (…)" (Rogers 1993, S. 69) die Existenz einer Aktualisierungstendenz bestätigen.

Kennzeichen einer organismischen Persönlichkeitstheorie ist die dynamische Dimension, die der Persönlichkeit zugeschrieben wird (Stipsits und Hutterer 1992, S. 148). Die Persönlichkeit gilt als veränderbar, sie wird nicht als starr erachtet und unterliegt zu keinem Zeitpunkt des organismischen Daseins einem Stillstand. „Persönlichkeit wird als komplexes System in ständiger Bewegung gesehen" (Stipsits und Hutterer 1992, S. 150). Rogers (1984, S. 12) geht davon aus, dass es in jedem Organismus, so auch im Menschen eine natürliche Tendenz gibt, die auf komplexere und vollständigere Entwicklung ausgerichtet ist. Der Mensch verfügt, so wie jedes andere Lebewesen über eine „inhärente Tendenz zur Entfaltung aller Kräfte (…), die der Erhaltung oder dem Wachstum des Organismus dienen" (Rogers 1990, S. 41). Unter der Voraussetzung, dass jene nicht behindert, d. h. gehemmt wird, handelt es sich um eine verlässliche Tendenz, die Wachstum, Entwicklung, Reife und Bereicherung bezweckt. Die Aktualisierungstendenz ist

© Springer Fachmedien Wiesbaden GmbH, ein Teil von Springer Nature 2018   11
A. Kerber, *Sexualität in der personzentrierten Psychotherapie*, essentials,
https://doi.org/10.1007/978-3-658-21869-0_3

als umfassendes Streben nach Verwirklichung zu verstehen (Rogers 1990, S. 41). Sie operiert in Verbindung mit einer zunehmenden Differenzierung, Komplexizität und Wechselseitigkeit des Organismus und seiner Funktionen (Stipsits und Hutterer 1992, S. 156) und ist damit also Ausdruck der Prozesshaftigkeit des Lebens. Sowohl die Erreichung eines homeostatischen Zustands, als auch Persönlichkeitsentwicklung sind Komponenten, die, die Aktualisierungstendenz forciert. Jedoch ist es wichtig zu betonen, dass die Aktualisierungstendenz nicht individualistisch-egoistisch missinterpretiert werden darf. Rogers (1984, S. 12) postuliert die Aktualisierungstendenz als selektiv und gerichtet. Nur unter äußerst widrigen Umständen tendiert der Organismus dazu, zu zerstören oder Boshaftigkeit walten zu lassen (Rogers 1984, S. 12). Jenes Merkmal manifestiert sich in der Konstruktivität, die er ihr zuschreibt. Was individuell konstruktiv wirkt, darf auch als sozial konstruktiv verstanden werden (Schmid 2001, S. 65). Die Aktualisierungstendenz ist ständig wirksam. „Selbst Phasen der Regeneration, der Stagnation, des Rückschrittes bedeuten nicht absoluten Stillstand, sondern sind Ausdruck dieser Systemdynamik" (Stipsits und Hutterer 1992, S. 150). Die Aktualisierungstendenz tritt quasi als eine Kraft der Ressourcen zutage. „Diese Funktionsfähigkeit des Organismus erlaubt es ihm, immer wieder neue Energien im Zusammenspiel mit dem Gesamtsystem des Organismus zu produzieren (…)" (Stipsits und Hutterer 1992, S. 158). Jene Beschreibung darf jedoch nicht im Sinne einer Unendlichkeit missverstanden werden. Der Aspekt des Austausches ist ein bedeutsamer Faktor (Stipsits und Hutterer 1992, S. 158). Sie ist eine „Kraft, die im beständigem Austausch mit der Umgebung steht" (Stipsits und Hutterer 1992, S. 157).

Bei der Aktualisierungstendenz handelt es sich um ein monothematisches Motivationsprinzip. Sie bezieht sich auf den ganzen Organismus und nicht nur auf Teile dessen (Rogers 1985, S. 271); sie fasst in sich alle organischen Funktionen und psychischen Bedürfnisse (Rogers 1985, S. 270). „Rogers motivationstheoretische Überlegungen gehen von einer einzigen Energiequelle aus, die im Sinne einer Funktion des Gesamtorganismus betrachtet wird und das Substrat jeglicher Motivation darstellt" (Stipsits und Hutterer 1992, S. 164). Natürlich sind Motivationen und ihre zuordenbare Verhaltensweisen und Handlungskonsequenzen unterscheidbarer und konkreter theoretisch darzustellen, dies schließt Rogers mit seinem quasi übergeordneten Postulat der Aktualisierungstendenz jedoch nicht aus (Stipsits und Hutterer 1992, S. 164). „Die Tendenz kann sich in einem überaus breiten Verhaltensspektrum ausdrücken und als Reaktion auf eine umfangreiche Skala von Bedürfnissen erfolgen" (Rogers 1985, S. 270). Persönlichkeitsentwicklung als Folge der Aktualisierungstendenz ist also die Verschränktheit von Motivation und Persönlichkeit (Stipsits und Hutterer 1992, S. 148).

Rogers postuliert neben der Aktualisierungstendenz, die sich auf den gesamten Organismus bezieht auch eine Selbstaktualisierungstendenz (auch Selbstaktualisierung genannt). Sie ist jener Teil der allgemeinen Aktualisierungstendenz, der sich auf das Selbst bezieht (Stipsits und Hutterer 1992, S. 159). Das Selbst setzt sich aus der Ganzheit der Wahrnehmungen des Ichs, der Wahrnehmungen der Beziehungen des Ichs zu seiner sozialen Umwelt und den damit verbundenen Bewertungen zusammen (Schmid 2001, S. 67). „Das ‚Selbst‘ ist eine organisierte dynamische Gestalt, die sich aus den bewussten Wahrnehmungen des ‚ICH‘ und der Beziehungen des ‚ICH‘ zur Außenwelt zusammensetzt" (Korunka 1992, S. 74). Die Aktualisierungstendenz liegt der Prozesshaftigkeit des Selbst zugrunde (Schmid 2001, S. 68). Die Entwicklung des Selbst ist somit für den Austausch zwischen Selbstaktualisierungstendenz und allgemeiner Aktualisierungstendenz unabdingbar. „Denn im Prozeß der Differenzierung des Subsystems „Selbst", entwickeln sich auch jene Funktionen, die einen Austausch zwischen Aktualisierungstendenz und Selbstaktualisierungstendenz ermöglichen" (Stipsits und Hutterer 1992, S. 167). Die Selbstaktualisierungstendenz bewirkt eine zunehmende Differenzierung und Individualisierung der Person, sie macht uns quasi „unterschiedlich" (Stipsits und Hutterer 1992, S. 166). „In dem Maße wie er sich noch vollständiger zu seinem Selbst entwickelt, wird er realitätsgerechter sozialisiert" (Rogers 1994, S. 194). Pindar (Schmid 2001, S. 65 zit. n. Pindar) fasst die Aufgabe der Selbstaktualisierungstendenz mit seiner Aufforderung, der zu werden, der man sei sehr prägnant.

Die Verfasserin erlaubt sich die grafische Darstellung in Abb. 3.1 zur Veranschaulichung zu entwerfen: Jene Illustration ist sehr viel simpler als komplexe Darstellungen der personzentrierten Persönlichkeitstheorie, es soll jedoch an dieser Stelle ausschließlich eine Explikation der Aktualisierungstendenz, als ein ausgewählter Theoriepart des personzentrierten Paradigmas stattfinden.

Aktualisierungstendenz und Selbstaktualisierungstendenz stehen in Austausch. Jener Austausch ermöglicht die Synchronisierung der beiden Systeme. Ziel dieser Synchronisierung ist es, dem Organismus die Erreichung eines möglichst kongruenten Zustands zu gestatten. Das theoretische Konstrukt der Kongruenz wird an anderer Stelle der Arbeit noch ausführlicher dargelegt (siehe Kap. 4). Abb. 3.1 macht folgende Charakteristika der Selbstaktualisierungstendenz transparent: Die Selbstaktualisierungstendenz ist „eine mögliche Erscheinungsform" (Stipsits und Hutterer 1992, S. 161) der Aktualisierungstendenz und damit ein Teilaspekt organismischer Motivation. Sie steht in einer relativen Autonomie zur allgemeinen Aktualisierungstendenz (Kriz und Stumm 2003, S. 19). Die Aktualisierungstendenz tritt als umfassenderer Prozess in Erscheinung; bezüglich ihrer Charakteristika unterscheiden sich die beiden Tendenzen jedoch nicht. Die Unterscheidung der beiden Begriffe ist eine

Abb. 3.1 Explikation der
Aktualisierungstendenz.
(Quelle: Kriz und Stumm
2003, S. 18–20)

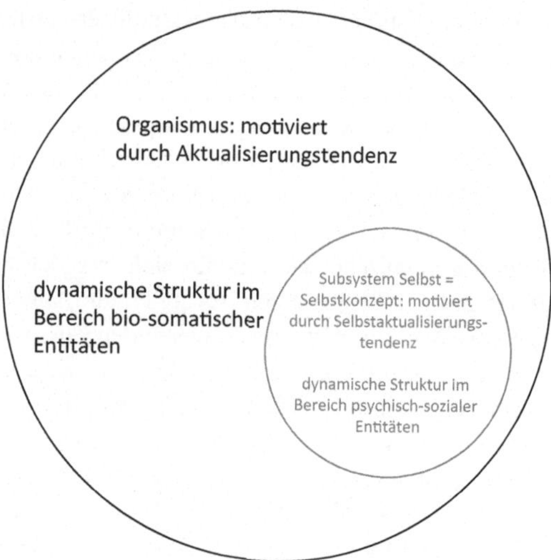

Präzision und Ausdifferenzierung einer theoretischen Grundlage des personzentrierten Paradigmas (Stipsits und Hutterer 1992, S. 161). Die Aktualisierungstendenz
bedarf förderlicher Bedingungen (Schmid 2001, S. 65).

> Es muss wohl kaum bemerkt werden, dass es eine Unzahl von Umständen in der
> Umwelt gibt, die den menschlichen Organismus davon abhalten, sich in Richtung
> auf Aktualisierung hin zu bewegen. Die Elemente, die den Organismus umgeben –
> sei es auf physischer oder psychischer Ebene – können bedeuten, dass die Aktua-
> lisierungstendenz im Wachstum behindert oder gänzlich zum Stillstand gebracht
> wird; dass sie sich nur in verzerrten, bizarren oder abnormen Manifestationen zur
> Geltung bringt; dass sie eher sozial destruktive als konstruktive Weg einschlägt
> (Schmid 1998, S. 212).

Die Tendenz wird in einem angemessenen psychologischen Klima frei, statt nur
potenziell zu bleiben (Rogers 1994, S. 49). In einer wachstumsfördernden Beziehung hat der Mensch die Freiheit, seine eigentliche Natur zu entfalten und seine
maximalen Möglichkeiten zu verwirklichen (Höger 1993, S. 26). Ausführliche
Erläuterungen bezüglich beziehungstheoretischer Grundlagen des personzentrierten Ansatzes folgen im nachstehenden Themenblock (siehe Kap. 4). Festzuhalten gilt es, dass jene Atmosphäre sein ganzes Verhalten in allen Bereichen
des Lebens ausgewogener und realistischer werden lässt (Rogers 1994, S. 194).
Hochgradig widrige Bedingungen sind letztlich der Beweis dafür, dass sich in der

Aktualisierungstendenz jedoch auch die Zähigkeit des Lebens manifestiert. Ein Organismus ist auch unter denkbar ungünstigen Konditionen quasi lebensfähig (Rogers 1990, S. 266).

Rogers schafft mit dem Prinzip der Aktualisierungstendenz in einmaliger Art und Weise ein theoretisches Konzept von Motivation. Anthropologische und psychologische Annahmen zur Motivation bilden für Rogers die Grundlage, um in der Folge eine umfassende Persönlichkeits- und Beziehungstheorie zu entwickeln. Es handelt sich um eine scheinbar reduzierte Motivationstheorie, genau in dieser vermeintlichen Reduktion liegt jedoch die Genialität des Axioms – ein Charakteristikum, das den gesamten Ansatz kennzeichnet.

3.2 Sexualität als eine mögliche Form der Aktualisierungstendenz

Im nachstehenden Abschnitt soll dargestellt werden, wie sich Sexualität im personzentrierten Ansatz als Aktualisierungstendenz verstehen lässt. Zunächst gilt es zu erklären, dass sich, personzentrierter Konzeptualisierungen folgend die Sexualität eines Menschen auf zwei Beziehungsebenen zeigt: Man spricht von einer substanzialen Dimension, sie meint die Beziehung zur eigenen Person und einer relationalen Dimension, in der sich in der gelebten Sexualität eines Menschen die Beziehung zum Gegenüber zeigt. „Das Verständnis des Menschen als Person schließt beides ein: den individualistischen (substanzialen) und den relationalen (transzendierenden) Aspekt des Menschseins: Selbstständigkeit und Beziehungsangewiesenheit" (Schmid 1996a, S. 227). An anderer Stelle expliziert Schmid (2001, S. 81) hinsichtlich Sexualität: „Menschliche Sexualität lässt sich gleichfalls von ihrer substanzialen Dimension als Ausdruck von und Streben nach Selbstverwirklichung, nach Lust und Befriedigung bzw. Erfüllung, und von ihrer relationalen Dimension als Selbsttranszendenz, als Hingabe in Überschreitung der Individualität, verstehen."

Die Aktualisierungstendenz lässt sich der substanzialen Beziehungsdimension zuordnen. Sexuelle Strebungen können also auch Ausdruck der Aktualisierungstendenz sein. Belege dazu finden sich vorwiegend bei Schmid. Schmid formuliert bezüglich der Konzeption „Sexualität als Aktualisierungstendenz" acht zentrale Thesen: „Sexuelle Strebungen und der Ausdruck von Sexualität sind Ausdruck der Aktualisierungstendenz." (Schmid 1996b, S. 490). Die Sexualität einer Person ist Teil der ihr innewohnenden, konstruktiven Tendenz, die den Mensch nach Entwicklung und Wachstum streben lässt. In Rogers' (1987, S. 22) ursprünglicher Konzeption der Aktualisierungstendenz findet Sexualität als solche keine

Erwähnung, sie muss der Formulierung der „allgemeineren Aktivitäten" weichen. Schmid (1996b, S. 491) expliziert Rogers und postuliert, Aktualisierungstendenz zeige sich in der menschlichen Sexualität besonders: „Vom Wunsch nach Fortpflanzung (Reproduktion) über Lust und Begehren sowie dessen Erfüllung, also Auf- und Abbau von Spannung, bis zum Wunsch nach Geborgenheit und Vereinigung und nach Liebe." In einem anderen Artikel, wieder im Bemühen darauf hinzuweisen, dass Sexualität eine zweifache Dimension habe, schreibt Schmid (1996a, S. 226) hinsichtlich des substanzialen Aspekts: „Einerseits erfährt sich der Mensch durch Sexualität nachdrücklich in seiner leib-seelischen Ganzheit. Das heißt Sexualität ist Ausdruck und Selbstverwirklichung der Individualität. Durch sie macht der Mensch Erfahrungen mit sich selbst, mit Leib und Seele, er spürt seine eigene Potenz. Sexualität ist als Ausdruck der umfassenden Tendenz des Lebens zu verstehen, seine Möglichkeiten (Potenz) zur Entfaltung zu bringen, und zwar so, dass sie der Erhaltung, Förderung, Differenzierung und Erweiterung dienen."

> Wie die Natur des Menschen generell, so ist seine Sexualität primär als potentiell konstruktiv und vertrauenswürdig, nicht primär als bedrohlich oder gar destruktiv und daher mit Reserviertheit und Tabus zu betrachten beziehungsweise (moralischen) Reglements zu unterwerfen (Schmid 1996b, S. 491).

Rogers definiert die Aktualisierungstendenz als grundsätzlich vertrauenswürdig. Demzufolge ist auch der menschlichen Sexualität Vertrauen entgegenzubringen. Ein personzentriertes Verständnis von Sexualität grenzt sich von traditionellen Herangehensweisen, wie sie von verschiedene Kulturen und Religionen, aber auch anderen psychotherapeutische Methoden vertreten werden, klar ab. Im Mittelpunkt des personzentrierten Umgangs mit Sexualität steht das „grundlegende Vertrauen in die konstruktive Aktualisierung des Potentials unter geeigneten Bedingungen" (Schmid 1996, S. 491).

> Wenn der Mensch – nicht wie in Ausnahmesituationen mit dem ‚Überleben', sondern – mit der Gestaltung seines Lebens beschäftigt ist, ist jedweder Ausdruck von Sexualität als Ausdruck der Suche nach Steigerung, kreativer Weiterentwicklung und größerer Erfüllung der personalen Möglichkeiten zu sehen (Schmid 1996b, S. 492).

Rogers geht davon aus, dass fundamentale Bedürfnisse gedeckt sein müssen, bevor sich der Mensch anderen zuwenden kann. Unter der Voraussetzung, dass das Stillen eines menschlichen Verlangens nicht an bloßes Überleben geknüpft ist, kann bei der Befriedigung eines Bedürfnisses darauf geachtet werden, dass diese so stattfindet, dass sie das Selbstwertgefühl einer Person stärkt und keinesfalls mindert. Schmid führt dazu aus, dass es Zeichen einer kongruenten Sexualität sei, Erfahrungsoffenheit leben zu können. Aktualisierungstendenz zeigt sich in der Sexualität eines Menschen durch die Entwicklung von Kreativität: Kreativität bezüglich des Erlangens von sexueller Befriedigung an sich („Wie gelange ich zu einem Höhepunkt?") und ihrer weitreichenden Formen, die diese annehmen kann („Welche Formen der Begegnung befriedigen mich sexuell?"). Schmid (1996a, S. 225) betont außerdem „die Notwendigkeit von Erfahrungs- und Lernprozessen. Man muss nicht nur den verantwortungsvollen Umgang mit Sexualität, wie mit allem Menschen Möglichen, lernen, man muss zuallererst sich selbst und sich selbst in Beziehungen (und zwar körperlich und seelisch) sexuell kennenlernen."

> Die Sexualität eines Menschen hat immer mit dem Kern der Person zu tun: Sie ist daher entscheidend für Identität und Entfremdung (Schmid 1996b, S. 492).

An dieser Stelle ist es wichtig festzuhalten, dass sich in der Sexualität eines Individuums der Umgang mit und die Beziehung zu sich selbst abbildet.

Sexualität als Aktualisierungstendenz zu erfassen, lässt den Schluss zu, dass Sexualität immer auch mit Persönlichkeitsentwicklung und folglich mit Ganzwerden verbunden ist. Schmid (1996a, S. 227) formuliert ähnlich an anderer Stelle: „Die Frage nach der Sexualität eines Menschen ist immer auch die Frage nach dem persönlichen Umgang mit sich selbst und mit Beziehung. Sexualität hat also wesentlich mit Persönlichkeitsentwicklung, mit Ganzwerden zu tun."

> ‚Kongruente Sexualität' kann als die jeweils größtmögliche Übereinstimmung der Erfahrung von sexuellen Strebungen und ihrer korrekten Symbolisierung verstanden werden. Dementsprechend bedeutet ‚erfüllte Sexualität' die Erfüllung des diesen Strebungen innewohnenden Potentials in Autonomie und Freiheit (Schmid 1996b, S. 493).

Die Benennung „Erfüllung" ist hier gegenüber der Bezeichnung der „Befriedigung" zu präferieren, denn sie betont die Wachstumsorientierung und umfasst Alternativen der „bloßen Triebbefriedigung". Schmid verwendet in diesem Zusammenhang, in Anlehnung zu dem von Roger's geprägten Terminus der „fully functioning person" den Begriff der „fully functioning sexuality". „Fully functioning sexuality" bedeutet Streben nach schöpferischem Nutzen und Erfüllung der jeder Person innewohnenden Möglichkeiten. Von Relevanz ist in diesem Zusammenhang auch die Bewusstheit eines Menschen: Bewusstheit darüber, was

Lust verschafft, Bewusstheit über die eigene sexuelle Identität, sowie über die eigene sexuelle Orientierung. An anderer Stelle geht Schmid (2001, S. 84) sogar so weit, dass er von Sexualitäten im Plural spricht: „Wird Sexualität als komplexes Zusammenspiel biologischer, psychischer und sozialer Faktoren verstanden, die sich je nach Lebensgeschichte differenziert aktualisieren, muss gerade im personzentrierten Kontext in concreto von Sexualitäten im Plural gesprochen werden, auch beim jeweiligen Individuum und innerhalb bestimmter sexueller Orientierungen (etwas Hetero- und Homosexualität): In jeder und jedem sind unterschiedliche sexuelle Neigungen, Interessen und Potentiale vorhanden."

> Sexuelles Luststreben, das ‚Lustkonzept', als der auf die Sexualität bezogene Teil des Selbstkonzeptes wird durch die Selbstaktualisierungstendenz bestimmt (Schmid 1996b, S. 494).

Unter der Voraussetzung, dass das Begehren nach Lust und Erregtheit aktualisiert, also kongruent (siehe auch Kap. 4) ist, führt es zur „Steigerung der Möglichkeiten" (Schmid 1996b, S. 494) der einzelnen Person sexuelle Lust zu empfinden. Schmid spricht in diesem Zusammenhang vom „Lustkonzept", das er in Analogie zu Rogers Selbstkonzept in die personzentrierte Terminologie einführt.

> Sexualität, insbesondere reife Sexualität, ist durch gerichtete Bewegung, durch Anziehung gekennzeichnet (Schmid 1996b, S. 494).

Schmid (1996b, S. 494) hält fest, dass Sexualität die Person in Bewegung versetzt. Aktualisierungstendenz ist ein Prozess, der Richtung hat, der sich durch sein „Gerichtet-Sein" charakterisiert. „Sexualität setzt in Bewegung" – in jeglichem Wortsinn. Sexualität als Aktualisierungstendenz begriffen macht deutlich, dass Sexualität viel mit Entwicklung zu tun hat: „Sexualität ist – wie alles Menschliche – der Entwicklung und damit Veränderung unterworfen. (…) Im Lauf des Lebens wird Sexualität durch physische und psychische Prozesse im Individuum wie durch zwischenmenschliche Erfahrungen beeinflusst" (Schmid 1996a, S. 225).

> Den geschlechtlichen Möglichkeiten – der sexuellen Potenz- kommt unter den menschlichen Möglichkeiten als Ausdruck von Selbst-Überschreitung ein besonderer Stellenwert zu (Schmid 1996b, S. 494).

Rogers konzipiert die Aktualisierungstendenz nicht nur entlang von Begriffen, wie Spannungsabbau und Triebreduktion, auch Komponenten des Wachstums, des Strebens nach positiv empfundener Anspannung und ein kreatives „Aus-Leben" sexueller Wünsche finden Raum. In der Sexualität einer Person zeigt sich – möglicherweise mehr als in jeder anderen Lebensäußerung – „der progressive und kreative Charakter der Aktualisierungstendenz" (Schmid 1996b, S. 495). Sexualität beinhaltet so betrachtet ein einmaliges Maß an „Selbst-Überschreitung" (Schmid 1996b, S. 495).

Ich möchte das Kapitel gerne mit mir sehr passend erscheinenden Worten, die sich ebenfalls bei Schmid (1996a, S. 231) finden, schließen. Sie fassen sehr gut, was meinem Anliegen nach hier dargestellt werden sollte:

> Wenn menschliche Sexualität Ausdruck seiner Personalität ist, so kann nur ein solches Verständnis von Sexualität als menschengerechtes bezeichnet werden, das den Menschen in seiner vorgegebenen Individualität und in seiner lebensgeschichtlich gewordenen Entwicklung ernst nimmt, das ihn in seiner Autonomie (…) respektiert und das den vielfältigen Möglichkeiten, Sexualität zu erfahren und zu gestalten, primär als Bereicherung und nicht a priori als Bedrohung des Menschen sieht. Sexualität bedarf wie andere Lebensvollzüge der ständigen Integration in den verantwortungsbewussten Umgang mit sich selbst und mit anderen in Beziehungen, sie muss, wie alles Menschliche, immer erst wieder aufs Neue human gestaltet werden.

Kongruente Sexualität – Sexualität als Ausdruck der Beziehungsgestaltung einer Person

4

4.1 Personzentrierte Persönlichkeits- und Beziehungstheorie unter besonderer Beachtung des Aspekts der Kongruenz

Folgendes Kapitel soll die personzentrierte Persönlichkeits- und Beziehungstheorie veranschaulichen und dabei insbesondere den Terminus der Kongruenz entrieren und erschließen. Das theoretische Konzept der Kongruenz schließt an jenes der Aktualisierungstendenz an und steht maßgeblich in Verbindung mit diesem. Es wurde bereits erläutert, dass der Begriff der Kongruenz eine Deckungsgleichheit zwischen allgemeiner Aktualisierungstendenz und Selbstaktualisierung bedeutet. Konkret ist damit die Übereinstimmung zwischen organismischer Erfahrung und Selbst gemeint. Kongruenz ist in jenem Maß gegeben, in dem inneres Erleben äußerer Erscheinung entspricht (Schmid 1995, S. 52). Rogers (1993, S. 67) prägt den Begriff als Übereinstimmung von körperlichem Empfinden, Gewahrsein und den Äußerungen einer Person. Gewahrsein bezeichnet das Bewusstsein eines Individuums. In dieses bedarf es ständiger Integration gemachter Erfahrungen. Je besser jene Integration gelingt, desto kongruenter ist die Person (Schmid 2001, S. 68). Der Terminus der Kongruenz darf quasi als adäquate Symbolisierung der vollständigen Erfahrung (Rogers 1987, S. 29) verstanden werden. Kongruenz ist eng mit Identität verbunden. Personen, die glauben, bestimmte Charaktereigenschaften und Wesenszüge von sich verbergen oder verändert zutage treten lassen zu müssen, werden maßgeblich Schwierigkeiten haben, sich anderen Menschen gegenüber authentisch zu zeigen. Authentizität bedeutet „(…) sich als die Person zu zeigen, die man tatsächlich in der Beziehung ist" (Schmid 1995, S. 122). Die Kongruenz einer Person ist erkennbar; sie ist ihr quasi einer menschlichen Intuition folgend, anzusehen. Sprache, Ton,

© Springer Fachmedien Wiesbaden GmbH, ein Teil von Springer Nature 2018   21
A. Kerber, *Sexualität in der personzentrierten Psychotherapie*, essentials,
https://doi.org/10.1007/978-3-658-21869-0_4

Gestik, Körpersprache, etc. geben Auskunft über sie (Rogers 1994, S. 333). Kongruenz ist eine psychische Größe, um die wir uns stets bemühen, von der jedoch klar ist, dass wir sie niemals gänzlich verwirklichen werden können. Das Paradoxon sei betont: Die menschliche Natur strebt in jedem Augenblick nach jener psychischen Kompetenz und dennoch wird vollkommene Kongruenz für den Menschen immer ein hypothetischer Zustand bleiben. Diesen bezeichnet Rogers als „fully functioning person" (Rogers und Tillich 1966, S. 270). Selbst wenn eine Person es schafft, einen quasi hochgradig kongruenten Zustand zu erreichen, kann ihr dieser wieder abhandenkommen; Kongruenz lässt sich nicht abrufbereit festhalten, wie eine psychotherapeutische Technik oder eine erlernte Fähigkeit des alltäglichen Lebens. Sie ist stets eine Erfahrung des Hier und Jetzt (Gutberlet 2002, S. 290).

Es soll nun zunächst personzentrierte Persönlichkeits- und insbesondere Beziehungstheorie erörtert werden, um anschließend logisch-stringent Bedingungen einer heilsamen bzw. sich wohl-gestaltenden Beziehung ableiten zu können. Vorauszuschicken ist dabei, dass Persönlichkeits- und Beziehungstheorie im personzentrierten Paradigma eng ineinander verwoben sind. Pointiert formuliert könnte man sagen, dass personzentrierte Persönlichkeitstheorie eine Theorie der Beziehungen ist. Zur Veranschaulichung soll Abb. 4.1 dienen.

Für Rogers (1987, S. 48 ff.) sind zwischenmenschliche Beziehungen das Zentralste in der Entwicklung einer Person. Der Mensch befindet sich von Anfang an in Beziehung (Schmid 1995, S. 105), so gesehen sind Beziehungen eine Dimension des menschlichen Lebens, die uns von Anbeginn an begleitet. Die Gestaltung unserer Beziehungen, an der wir selbst maßgeblich als Person mitwirken bzw. auch sehr frühe Beziehungserfahrungen korrelieren in höchstem Maße mit dem Empfinden der je individuellen Lebenszufriedenheit.

Rogers postuliert im Groben drei wichtige Elemente, die eine hilfreiche bzw. auch im privaten Kontext förderliche Beziehung charakterisieren. Er (Rogers 1994, S. 53) ist überzeugt davon, dass die therapeutische Beziehung nur ein spezieller Fall allgemeiner zwischenmenschlicher Beziehungen ist und, dass die gleiche Gesetzmäßigkeit alle interpersonalen Beziehungen regelt. Grundsätzliche unterscheiden sich therapeutische und private Beziehungen also nicht, allerdings soll folgende Differenz Erwähnung finden: „Ein Unterschied zwischen einer therapeutischen und einer guten außertherapeutischen Beziehung kann jedoch darin gesehen werden, dass das kongruente Erleben des Psychotherapeuten sich deutlicher auf die Wertschätzung und die Empathie gegenüber dem anderen ausrichten muss, während man in einer guten Alltagsbeziehung sich mehr auf die eigene Kongruenz verlassen kann" (Keil 2003, S. 60).

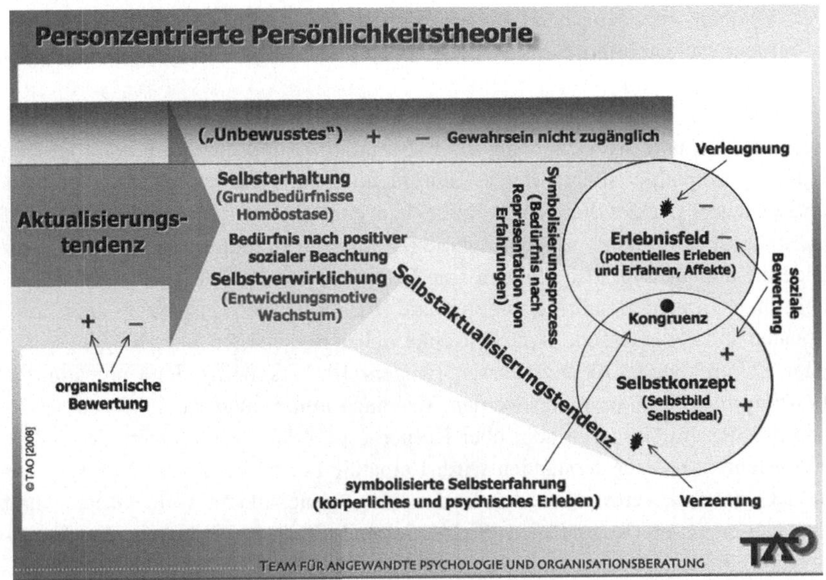

Abb. 4.1 Personenzentrierte Persönlichkeitstheorie. (Quelle: Frenzel 2010, S. 3)

Das Erleben einer befriedigenden Sexualität ist eng mit der Erfahrung einer stabilen, beider Parteien zuträglichen Beziehung verbunden. Komponenten der Offenheit, der Kreativität und des Vertrauens hängen maßgeblich von der zwischen den Sexualpartnern bestehenden Beziehung ab. „Die Bereitschaft, den eigenen Aktionsradius zu erweitern, sich Unbekanntem zu nähern, Neues auszuprobieren, neue Möglichkeiten zu entwickeln, setzt das Erfahren einer sicheren Basis voraus" (Höger 1993, S. 34).

Folgende Ausführen beginnen mit der Bedingung der Kongruenz, da jene Grundhaltung im vorliegenden Kapitel besondere Beachtung finden soll. Ferner misst Rogers (1990, S. 23) ihr die Rolle der grundlegendsten Bedingung bei. „Unter Authentizität (Kongruenz, Echtheit, Wahrhaftigkeit, Aufrichtigkeit) ist die Haltung einer Person zu verstehen, die frei und tief sie selbst ist; ihre gegenwärtige Erfahrung wird exakt von ihrem Bewusstsein, das sie von sich selbst hat, repräsentiert" (Schmid 2001, S. 75). Kongruent zu sein bedeutet auch transparent zu sein und sich völlig ohne Fassade zu zeigen. Jene Wesenseigenschaft schließt mit ein, eigene Empfindungen in einer klaren Eindeutigkeit (Rogers 1994, S. 65) mitzuteilen. Wahrhaftigkeit bezeichnet den Umstand des Zugegen-Seins als reale

Person, denn „real sein, heißt Barrieren überwinden" (Rogers 1990, S. 32). Wer kongruent ist, ist offen für sein Gegenüber und dessen Reaktionen (Gutberlet 2002, S. 291).

Neben der Haltung der Kongruenz postuliert rogerianische Beziehungstheorie Empathie und Wertschätzung als notwendige Grundsäulen eines fördernden Klimas. Empathie meint tiefes Einfühlen in die Person des Gegenübers und genaues, exaktes Verstehen dieser. Um empathisch sein zu können, bedarf es zunächst akkuratem, aktivem Zuhören, ferner gilt es empfindsam zu sein, dem anderen und dessen Mitteilungen mit Feingefühl und höchster Sensibilität zu begegnen. Empathie soll die unmittelbare Bedeutung der Gesprächs- oder emotionalen Inhalte erfassen. Natürlich ohne dabei Botschaften über Vergangenheit oder Zukunft außer Acht zu lassen (Rogers 1981, S. 24 f.). Jene empathische Leistung muss kommuniziert werden. Wie auch immer man ihr Ausdruck verleihen möchte, im Gespräch oder über Körpergestik oder -berührungen, der andere soll erfahren, dass er verstanden wird. Empathie bedarf Vertrauen. Nur, wer seinem Gegenüber vertrauen kann, wird es die eigene, innere Welt entrieren und dort weilen lassen (Rogers 1981, S. 24). Schmid (2001, S. 77) betont, dass Empathisch-Sein jemanden zu einem „vertrauensvollen Begleiter" macht. Aus diesem Grund ist es wichtig, darauf hinzuweisen, dass jene Anteilnahme nicht besitzergreifend sein darf (Rogers 1994, S. 277). Hinsichtlich intimer Beziehungen sei vielleicht im Besonderen betont, dass jene Einfühlung voraussetzt, dass man sich seiner selbst so sicher ist, dass man frei von jeglicher Angst, sich möglicherweise selbst zu verlieren sein kann.

Bedingungslose Wertschätzung ist jene positive Beachtung, die nicht an bestimmte Voraussetzungen oder Motive geknüpft ist. Sie bedeutet aufrichtige Anteilnahme, Anerkennung der Gesamtperson und liebevolle Zuwendung. Jene respektvolle Achtung lässt deutlich werden, dass man sein Gegenüber exakt als die Person akzeptiert, welche sie ist und dabei keinen ihrer Teile ausspart (Rogers 1989, S. 84). Wertschätzung ist eine Haltung der Wärme und Empfänglichkeit, sowie der Fürsorglichkeit bzw. Sorge und des herzlichen Interesses. Nicht zuletzt schafft jene Haltung eine emotionale Verbindung (Rogers 1989, S. 84). Jemanden wertzuschätzen bedeutet jemanden zu mögen, sich von seinem Anders-Sein überraschen und berühren zu lassen (Schmid 2001, S. 70). Auch bezüglich des Elements der Wertschätzung gilt: Sie muss als solche verbalisiert werden (Rogers 1990, S. 27). „Die mit der wechselseitigen Anerkennung als Person korrelierende Beziehungsform wird ‚personale Begegnung' genannt." Begegnung bezeichnet in diesem Zusammenhang eine Form der Relation, die sich durch größtmöglichen Respekt füreinander und ganz besonderer Nähe auszeichnet (Schmid 2001, S. 70). Sie ist stets die Begegnung von Person zu Person (Rogers 1990, S. 31), ein

Charakteristikum, das im Prozess einer Beziehung nie außer Acht gelassen werden darf. Beziehung als Kontinuum hat die Aufgabe „(…) seine Potentialität (die, des Gegenübers) zu bestätigen oder real werden zu lassen" (Rogers 1994, S. 69).

Beziehungsdynamisch passiert bei der Verwirklichung der beschriebenen Faktoren Folgendes: Begegnet man einer Person mit jener personzentrierten Haltung, ermutigt man sie sich selbst gegenüber eine ähnliche einzunehmen (Schmid 1995, S. 52). Haltungen „übertragen" sich. Der Kongruenz wird dabei größte Bedeutung beigemessen, sie ist für Rogers (1994, S. 65) in einer förderlichen Beziehung unabdingbar: „(…) wenn ich eine hilfreiche Beziehung zu mir selbst herstellen kann, wenn ich mir meiner eigenen Gefühle eindringlich bewusst und bereit sie zu akzeptieren bin, dann ist die Wahrscheinlichkeit groß, daß ich eine hilfreiche Beziehung mit einem anderen eingehen kann." Die Kongruenz der eigenen Person wirkt sich auf die des anderen aus. In der Begegnung mit einer kongruenten Person fühlt sich der Mensch sicher und wohl, denn jene Echtheit lässt uns eine Person vertrauenswürdig, verlässlich und beständig erleben (Rogers 1994, S. 64). Sie macht sie zu einem glaubwürdigen Gegenüber. „Je größer die Kongruenz von Erfahrung, Bewusstsein und Kommunikation bei einem Individuum ist, desto eher wird die sich daraus ergebende Beziehung folgendes enthalten: eine Tendenz zu wechselseitigen Kommunikation, gekennzeichnet durch zunehmende Kongruenz; eine Tendenz zu größerem gegenseitigen, genaueren Verständnis der Mitteilungen; verbessertes psychisches Angepaßtsein & Verhalten beider Parteien; wechselseitige Zufriedenheit mit der Beziehung" (Rogers 1994, S. 335).

Ähnlich verhält es sich mit der Empathie: Über den empathischen Umgang eines anderen mit einem selbst, kann sich eine Person besser verstehen und reflektieren. Sie wird mehr im Einklang mit ihrem Erleben stehen können. Rogers tendiert dazu, das Bedürfnis nach positiver Beachtung („positive regard") als angeboren zu erachten. Zahlreiche empirische Studien haben seine Annahme später bestätigt (Höger 1993, S. 32 f.). Das Maß, in dem wir Wertschätzung von Mitmenschen, in frühen Jahren insbesondere von engsten Bezugspersonen erhalten, korreliert mit jenem, in welchem wir uns selbst als Person achten können. „In kurzen Worten, wenn Menschen akzeptiert und geschätzt werden, tendieren sie dazu eine fürsorglichere Einstellung zu sich selbst zu entwickeln" (Rogers 1993, S. 68). Sie lernen sich als liebenswerte Individuen wahrzunehmen. Es ist „(…) die Sicherheit, als Mensch gemocht und geschätzt zu werden (…)" (Rogers 1994, S. 47), die eine Person veranlasst, sich selbst mehr zu mögen. Rogers (1984, S. 10) beschreibt, dass man sich in der Folge mehr „erlauben" wird können, die Person zu sein, die man frei und gänzlich unverstellt ist. Jene sorgsame Beziehung zur eigenen Person ist maßgebliche Voraussetzung für den wertschätzenden

Umgang mit anderen. Rogers (1994, S. 70) postuliert ausdrücklich: „(…) der Grad, in dem ich Beziehungen eingehen kann, die die Entfaltung anderer als eigenständigen Menschen fördern, entspricht dem Maß der Entfaltung, die ich in mir selbst erreicht habe."

Auch bezüglich personzentrierter Beziehungstheorie gilt: Rogers (1994, S. 50) schafft eine „weitreichende Hypothese über alle zwischenmenschlichen Beziehungen". Sein hervorragend klarer Blick auf die Person und ihre Beziehungen ermöglicht ihm die Kreation einer scheinbar simplen Persönlichkeits- und Beziehungstheorie, in deren Reduktion ihre unikale Kraft liegt. Eine Kraft, deren Wirkung es ist „(…), daß sich ihre Beziehungen richtig entfalten mögen" (Rogers 1994, S. 41).

4.2 Die relationale Beziehungsebene – Sexualität als Ausdruck der Beziehung zum Gegenüber

Zunächst soll darauf hingewiesen werden, dass sich folgendes Kapitel mit kongruenter, also „intakter" Sexualität auseinandersetzt. Pathologisches Sexualverhalten, wie diverse psychotherapeutische Konzeptualisierungen von der Norm abweichende sexuelle Betätigung bezeichnen, versteht der personzentrierte Ansatz im Sinne verschiedener Aktualisierungsversuche bzw. als Inkongruenzen, „wenn die betroffene Person ihre Erfahrungen nicht konkret zu symbolisieren imstande ist" (Schmid 1996b, S. 499). Sie können leider nicht explizit behandelt werden; ihre Thematisierung würde den Rahmen der Arbeit sprengen.

Das vorangegangene Kapitel befasste sich ausführlich mit dem individualistischen Aspekt menschlicher Sexualität, den die personzentrierte Theorie als substanziale Beziehungsebene postuliert. Nun widmet sich die Arbeit dem, aus personzentrierter Sicht zweiten bedeutenden Verstehensansatz von Sexualität: der relationalen Beziehungsebene. „Die Sexualität ist (…) etwas Zentrales, hat mit dem Kern der Person, ihrer Individualität einerseits, ihrer Beziehungsfähigkeit und Beziehungsangewiesenheit andererseits zu tun: Die Frage nach der Sexualität eines Menschen ist immer auch die Frage nach dem persönlichen Umgang mit sich selbst und mit Beziehung, zielt daher letztlich immer auf die Frage nach der Person" (Schmid 1996b, S. 492). Die personzentrierte Herangehensweise an Sexualität stellt einen Zusammenhang zwischen dem Umgang mit der eigenen Person und dem Gegenüber in der gemeinsamen Sexualität und der Beziehung zu eben dieser und diesem her. Dabei gilt zu differenzieren: Einerseits zeigt sich in der Beziehung mit dem DU die Beziehung zum ICH. Die Art und Weise, wie ich mit meinem Gegenüber verfahre, gibt Aufschluss darüber, wie ich mit mir selbst in Beziehung stehe. Pointiert formuliert könnte man jene Ebene als ICH-ICH-Beziehung bezeichnen. Ich gestalte die sexuelle Beziehung zum DU, an der die

Beziehung zum meinem ICH ersichtlich wird. „Die sexuelle Potenz ist unter diesem Gesichtspunkt die mächtigste Potenz (Kraft, Möglichkeit) des Menschen, weil sie ihn in seiner Individualität radikal auf Beziehung hin in Frage stellt und über sich selbst hinaus fordert" (Schmid 1996b, S. 495).

Andererseits, so lautet die zentrale These der Arbeit, hat die sexuelle Beziehung zum DU die Fähigkeit, die insgesamte Beziehung zum DU offenkundig zu machen. Der personzentrierten Theorie zufolge kann Sexualität also die Beziehungsgestaltung einer Person transparent machen. Dabei ist es wichtig vorauszuschicken, dass Analogien zwischen gelebter Sexualität und Beziehungsgestaltung einer Person bestehen können, jene vorgestellte Theorie jedoch nicht im Sinne einer allgemein gültigen Interpretationsnorm zu verstehen ist. Es ist von größter Bedeutung den jeweils individuellen Bezugsrahmen und die damit möglicherweise komplett verschiedentliche Bedeutung einer jeden sexuellen Begegnung wahrzunehmen. Im personzentrierten Paradigma ist folgende Fragestellung der Kern des Verständnisses von Sexualität: Wie drückt die konkrete Person in ihrer persönlichen Sexualität ihre Beziehungen zu sich und anderen aus (Teichmann-Wirth 1992, S. 298)? Sexualität wird dabei als eine Form der Begegnung erachtet. Sie „(…) ist eine Beziehungskategorie. Sexuelle Begegnung ist eine umfassende, nicht nur leibliche Dimension der Begegnung" (Schmid 1996b, S. 495). Sexualität öffnet den Menschen für die partnerschaftliche Beziehung zum anderen. Die geschlechtliche Liebe „(…) zielt auf Selbstüberschreitung und damit auf den anderen. Sie ist eine Kommunikationsform; wenn man so will: die Körpersprache einer Person. Sexualität dient der Entstehung, Entwicklung und Erfüllung der Beziehung zwischen Menschen und darüber hinaus – als Selbstüberschreitung in höchstem Maße – der Entstehung neuen Lebens. In der Sexualität ‚tritt der Mensch aus sich heraus' (Ekstase) und übersteigt sein Selbst (Transzendenz)" (Schmid 1996a, S. 227). Sexualität ist Ausdruck und Zeichen der Beziehungsangewiesenheit des Menschen. Sie macht angeborene Bedürfnisse der Nähe, Wärme, Zuneigung und Geborgenheit deutlich. „Die Sexualität (…) zeichnet sich durch die Gerichtetheit, die Exklusivität und das Ganz-mit-jemanden-Sein aus" (Teichmann-Wirth 1992, S. 301). Sexualität ist die Verkörperung liebender Begegnung. Schmid gebraucht in diesem Zusammenhang den Begriff der Personalität. Er spricht von personaler Begegnung und auch personaler Sexualität. „Personal" meint hierbei eine Form der Begegnung, die direkt von Person zu Person stattfindet. Personale Sexualität ist daher quasi die sexuelle Begegnung von Person zu Person. Im folgenden Kapitel wird auch der Terminus der personalen Liebe auftauchen. Sie ist eine Liebe, die das Gegenüber als jene Person liebt und wertschätzt, die sie wahrhaftig ist. „Personale Sexualität ist verleiblichte, inkarnierte Begegnung. (…) Diese (Inkarnation – Fleisch- oder Menschwerdung) findet in der sexuellen Begegnung als einem körperlichen Ausdruck von Liebe und personaler Begegnung einen Höhepunkt" (Schmid 1996a, S. 228). In der Sexualität hat der Mensch die Möglichkeit, all seinen Emotionen und Gefühlen, die er für sein Gegenüber hegt, Ausdruck zu verleihen. Mittels einer gemeinsamen Sexualität kann er quasi abbilden, in welch intimer und von Liebe gekennzeichneten Beziehung er zum anderen steht. Unter diesem Gesichtspunkt ist Sexualität eine kraftvolle Möglichkeit, den anderen wissen zu lassen, wie sehr man ihn als eigenständige Person liebt und achtet. „In der Liebesbeziehung lernen wir, den anderen in seinem Andersein anzunehmen, und gelangen wir selbst zur Hingabe an den anderen. Damit bricht Sexualität das Einzelsein auf und eröffnet eine neue Dimension des Lebens" (Pfeiffer 1992, S. 89 f.). Sexualität ist in der Lage, der tiefen Verbundenheit zweier Menschen Ausdruck zu verleihen. Sie ist ein transzendierender Akt, der es möglich macht auf mehreren Ebenen mit jemanden sein zu können. „Letztlich verweist sie auch auf die wesentliche Verbundenheit allen Lebens, ja der gesamten Schöpfung und ist damit ein entscheidender Zugang zur Welt. Beide Dimensionen der Sexualität bedingen eine wichtige Konsequenz: In der gelebten Sexualität geht es demnach um mehr als um individuelle Erfüllung; es geht auch um mehr als um Ergänzung des oder der einen durch den oder die andere, auch um mehr als die wechselseitige Ergänzung der Geschlechter" (Schmid 1996a, S. 227). Die Hingabe an die reale Erfahrung mit unserem (Sexual-)Partner ermöglicht es uns, unter Berücksichtigung jeglicher geistiger, seelischer und körperlicher Komponenten zu lieben und geliebt zu werden. „Im Moment der sexuellen Vereinigung drückt sich die Erfahrungsoffenheit durch die Hemmungslosigkeit der Hingabe an sich und an den anderen aus" (Teichmann-Wirth 1992, S. 299).

Bedingungen für kongruente Sexualität
Um Sexualität erfüllend und umfassend befriedigend erleben zu können, bedarf es bestimmter Voraussetzungen und Bedingungen, die eng mit personzentrierten Grundhaltungen verbunden sind. Der personzentrierte Ansatz spricht in diesem Zusammenhang von kongruenter Sexualität. Kongruente Sexualität umfasst viele Komponenten: Sie zeichnet sich durch das tiefe Empfinden von Lust, das mit dem Gegenüber geteilt wird, aus. Kongruente Sexualität bedeutet eine Form der sexuellen Begegnung, die Vertrauen und Wärme spendet, weil sie die beteiligten Personen, als jene wahrnimmt, die sie wahrhaftig sind und sie in ihrer Einzigartigkeit aufrichtig wertschätzt. Eine solche Art der sexuellen Beziehung lässt die Sexualpartner sich frei fühlen und mündet in hemmungsloser Hingabe an den anderen. „Erfüllte, menschliche geglückte Sexualität ist somit jede Sexualität, die wahrhaftig befreit, die die Person des Partners und die eigene in ihrer Gesamtheit

achtet und wertschätzt, die Vertrauen schenkt und empfängt, die gegenseitige Lust und Erfüllung sucht, die den anderen „erkennt", d. h. personengerecht wahrnimmt (…), die – mit einem Wort – Ausdruck personaler Liebe ist" (Schmid 1996a, S. 228). Schmid (1996b, S. 493) fasst den Begriff der „kongruenten Sexualität" auch folgendermaßen: „‚Kongruente Sexualität' kann als die jeweils größtmögliche Übereinstimmung der Erfahrung von sexuellen Strebungen und ihrer konkreten Symbolisierung verstanden werden." (siehe auch Kap. 3/These 5).

Voraussetzungen und Konditionen lustvoll empfundener Sexualität lassen sich aus personzentrierten Grundvariablen ableiten: „Analog zu Rogers' Grundbedingungen können Intimität (behutsame Einfühlung und temporäres Einswerden ohne Selbstaufgabe), Zärtlichkeit (nicht besitzergreifendes, liebevolles Annehmen) und Lust (Übereinstimmen von Bedürfnisspannung und authentischer Aktivität zu deren Steigerung oder Lösung) als Bedingungen für kongruente, erfüllte Sexualität angesehen werden" (Schmid 2001, S. 83). Intimität ist dabei als tiefe, aufrichtige und behutsame Empathie und Einfühlung zu verstehen. Empathie schafft Nähe, lässt also in der Folge Intimität entstehen (Schmid 1996b, S. 500). Empathie bedeutet in sexueller Hinsicht konkret sich in die Sexualität des Gegenübers einzufühlen. Schmid (1996b, S. 500–501) bringt dazu folgendes, sehr passendes Bild: Es „(…) bedeutet bewusstes und liebevolles Zugehen auf den anderen und behutsames Eindringen in sein Inneres (‚männlicher Aspekt') oder behutsames Umfassen und Aufnehmen des anderen (‚weiblicher Aspekt'); eine temporäre Verschmelzung und ein temporäres Einswerden mit dem anderen ohne völlige Selbst-Aufgabe, das auch körperliche Mitschwingen mit dem Erleben des anderen, das diesen sich selbst umso mehr spüren lässt."

Zärtlichkeit drückt die bedingungslose Wertschätzung und liebevolle Annahme gegenüber dem anderen aus. Sie ist Zeichen gefühlvoller Zuwendung. Sie trägt maßgeblich zu einer Situation, die von Wärme und Gehalten-Sein geprägt ist, bei. Es geht darum am Erleben des anderen teilzunehmen, ohne von ihm Besitz ergreifen zu wollen. Es ist von größter Bedeutung dem anderen mit Achtung, Respekt und Offenheit zu begegnen, sodass sich dieser ohne jeglichen, überflüssigen Selbstschutz – wahrhaftig nackt – zeigen kann. Aus sanfter Vorsicht und gleichzeitig auch energischem, entschiedenem „Zupacken" und Anfassen kann resultieren, dass der andere sich selbst zu lieben in der Lage ist. Nicht zuletzt geht es darum, jemanden in seiner individuellen Sexualität zu erkennen und ihn in dieser wertzuschätzen (Schmid 1996b, S. 501).

In furcht- und hemmungsloser Lust manifestiert sich Authentizität, im Sinne einer kongruenten Transparenz. Echte, nicht von fremden Vorstellungen geleitete Lust bedeutet „(…) sich jemand anderem ganz hinzugeben, Distanz und Zurückhaltung aufzugeben und ganz aufzugehen in einem gemeinsamen Strömen"

(Teichmann-Wirth 1992, S. 297) und lässt eine Person „sichtbar" werden. Die Übereinstimmung der sexuellen Erfahrung in der Begegnung mit einem anderen Menschen und dem Selbst (Lustkonzept, siehe Kap. 3/These 6) lässt jemanden sexuelle Lust empfinden. Wer kongruente Sexualität erlebt, wird auch feststellen, dass das zu finden, was man in sexueller Hinsicht authentisch gesucht hat, was sexuelle Spannung aufbauen und wieder lösen lässt, ähnlich lustvoll in Erscheinung tritt, wie das Erleben der sexuellen Begegnung selbst (Schmid 1996b, S. 501).

Auch die Dimension der Gegenwärtigkeit, deren Beschreibung sich ebenfalls ursprünglich auf die Therapiesituation bezieht, hat in sexueller Hinsicht eine wichtige Bedeutung. Gegenwärtigkeit bedeutet mit dem anderen zu sein und die gegenseitige Berührung der ‚inneren Sinne' (Schmid 1996b, S. 535). „Carl Rogers' Dimension der ‚Gegenwärtigkeit (presence)' kommt in sexueller Hinsicht an die Bedeutung des als befriedigend und selbsttranszendierenden erlebten gemeinsamen Orgasmus heran" (Schmid 1996b, S. 502). Bei Brian Thorne findet sich in diesem Zusammenhang der Begriff der Zärtlichkeit (tenderness), der jedoch nicht mit der von Schmid gewählten Wortbedeutung der zuvor beschriebenen Zärtlichkeit zu verwechseln ist. Thorne (1991, S. 81) fasst die von ihm postulierte Zärtlichkeit folgendermaßen: Zärtlichkeit (tenderness) findet statt, „wenn zwei menschliche Personen einander begegnen und fähig sind, dem befreienden Verlangen zu einem Vertrauen ohne Angst Raum zu geben. (…) Das ist, als ob Energie durch mich strömt, der ich einfach freien Lauf lasse. (…) Ich fühle mich mächtig und trotzdem gleichzeitig nahezu unbedeutend." Rogers (1986, S. 242) postuliert, ursprünglich die Therapiesituation beschreibend: „Unsere Beziehung transzendiert sich selbst und wird Teil von etwas Größerem." Kongruente und erfüllte Sexualität bedeutet die vollkommene Hingabe an den gegenwärtigen Augenblick, völlige Präsenz walten zu lassen, komplett ohne Angst sein zu können, ohne befürchten zu müssen, sich selbst zu verlieren (Schmid 1996b, S. 502). Die Bedingung der Gegenwärtigkeit knüpft an eine weitere Voraussetzung für kongruent erlebte Sexualität an: Sexualität hat maßgeblich mit Freiheit zu tun. Wie bereits zuvor erläutert, birgt gelungene Sexualität in sich die Möglichkeit zu befreien. Umgekehrt bedarf es zuallererst seelischer und körperlicher Freiheit, um umfassend befriedigende Sexualität zu erfahren (Teichmann-Wirth 1992, S. 299). Schmid (1996b, S. 493) expliziert dazu: „Kongruente und erfüllte Sexualität ist ein Ausdruck von seelischer und körperlicher Freiheit, bedeutet insbesondere die Freiheit von lähmender oder hemmender Angst, schließt ein größtmögliches Maß an Erfahrungsoffenheit und Hemmungs-losigkeit (im Sinne einer Freiheit von die Persönlichkeitsentwicklung behindernden Hemmungen) mit ein." Um einer anderen Person wert- und angstfrei in der gemeinsamen Sexualität begegnen zu können, um eine solche Form der Freiheit erfahren zu können, benötigt die menschliche Sexualität, als sehr intime und vulnerable Thematik, möglicherweise intensivere Verwirklichung der personzentrierten Grundhaltungen als andere Lebensbereiche. Freiheit in sexueller Hinsicht ist somit Voraussetzung und Folge gelungener, befriedigender Sexualität. Es gilt daher sich „(…) frei zu machen und das je persönliche Empfinden und den dazu kongruenten Ausdruck von sinnlichen, erotischen, sexuellen Gefühlen und Erfahrungen zu finden" (Schmid 2001, S. 83), denn es bedeutet „Freiheit, sich ein Stück weit zu verlieren" (Teichmann-Wirth 1992, S. 299). Freiheit bedeutet somit auch Erfahrungsoffenheit und Kreativität. Sie ist maßgeblich mit der Hingabe an die leibhaftige, real erlebte Erfahrung verbunden. Nur wer sich frei fühlt, wird seinen wahren sexuellen Bedürfnissen folgen und auch experimentell handeln können, sich quasi in der Beziehung zu einem Gegenüber ‚sexuell ausprobieren' können.

Gerade in der Zeit immer freier zugänglicher Pornografie, die unrealistische Bilder und Vorstellungen von Sexualität propagiert, ist es von größter Relevanz, daraufhin zu weisen, dass erfüllte Sexualität, nichts mit dem Befolgen oder der Imitation vermeintlich vorbildhafter Vorgaben zu tun hat, sondern sie bedeutet die reale Begegnung zwischen zwei (oder mehreren) Personen. „Die ‚Starrheit und Distanz gegenüber der lebendigen Erfahrung' mag sich darin ausdrücken, dass der Mensch sich in seinen Sexualkontakten mehr von Vorstellungen leiten lässt als von einem organismisch bestimmten Begehren" (Schmid 1996b, S. 503). Kongruente Sexualität ist maßgeblich mit Identität, die einer Entfremdung von organismischen Bedürfnissen gegenübersteht, verbunden (vgl. Schmid 1996b, S. 503). Geglückte Sexualität ist nicht die Reihenfolge nachahmender und routinierter Abläufe, sondern sie zeichnet sich durch die Offenheit gegenüber unmittelbarer, kreativer Impulse und deren Verwirklichung aus. „Kongruente Sexualität bedeutet (…) eine höchstmögliche Offenheit für Erfahrungen" (Schmid 1996b, S. 492). Die Bedingungen für kongruente Sexualität sind auch bezüglich der Entwicklung eben derer von größter Bedeutung. Wie in anderen Lebensbereichen gilt es in der Sexualität im Besonderen eigene, persönliche Wünsche, Vorlieben, Bedürfnisse und Potenziale erst entdecken zu müssen, um sie in der Folge schöpferisch entfalten zu können (Schmid 1996b, S. 499).

„Rogers charakterisiert den Prozess der Persönlichkeitsentwicklung unter fruchtbaren Bedingungen als eine Entwicklung weg von Fassaden, auferlegten Normen und dem befolgen kultureller Erwartungen hin zu Autonomie, zu einem Prozess-Sein und zu größerer Komplexizität" (Teichmann-Wirth 1992, S. 298). Kongruente Sexualität ist die völlig individuelle Begegnung zweier (oder mehrerer) Menschen, die in jener ihrer Zuneigung und Wertschätzung füreinander (und für sich selbst) quasi körpersprachlich Ausdruck verleihen. Es bedeutet Reichtum sexuelle Potenzen, im Sinne einer Kraft frei werden zu lassen und sie in der Beziehung zu einem anderen real zu leben.

Kongruente Sexualität als Frau und als Mann

Zur Auseinandersetzung mit kongruenter Sexualität gehört auch die Thematik der Geschlechterdifferenz. Der Mensch ist Person als Frau oder Mann. Ein Umstand, der sich auch in sexuellem Erleben, Handeln und Wünschen diesbezüglich manifestiert. Weibliche, in Abgrenzung zu männlicher Sexualität ist eine Materie, mit der diverse Wissenschaften zahllose Publikationen gefüllt haben.

Das personzentrierte Paradigma ist hingegen oftmals mit dem Vorwurf konfrontiert, es würde geschlechtsspezifische Aspekte des Mensch-Seins ignorieren oder gar leugnen. Wie noch zu zeigen sein wird, handelt es sich bei jener Kritik, um eine, die einem grundlegenden Nicht-Begreifen des personzentrierten Ansatzes gleichkommt. „Der personzentrierte Personbegriff darf nicht geschlechtsneutral missverstanden werden. Denn Personalität im personzentrierten Sinn meint nicht Geschlechtsignoranz, sondern die je kongruente Zuordnung von Geschlechtlichkeit und Personalität" (Schmid 1996b, S. 489). Es soll nun hier nochmals auf eine zuvor angeführte Metapher Bezug genommen werden. Schmid (1996b, S. 489) beschreibt anhand der Grundvariable der Intimität, die er in Analogie zur therapeutisch-professionellen Empathie postuliert, einen männlichen und einen weiblichen Aspekt von Sexualität. Dabei stellt er das Umfassen und das Eindringen jeweils im übertragenen Sinne als weiblichen bzw. männlichen Part dar. Zweifellos darf die geschlechtsspezifische Ausprägung der Personalität nicht übersehen werden. „Geschlechtsspezifisches Empfinden und Verstehen ist zu reflektieren und sprachlich adäquat auszudrücken" (Schmid 1996b, S. 497). Gleichzeitig ist es wichtig zu betonen, dass sexuelle Erfahrungen, Gefühle, Emotionen und Wünsche uneingeschränkt in ihrer Individualität und Einzigartigkeit wahrgenommen, symbolisiert und reflektiert werden müssen. „Das Klischee, die beiden Dimensionen vorschnell mit ‚männlich' und ‚weiblich' zu etikettieren bzw. sie gar einlinig den Geschlechtern zuzuordnen, stellt eine häufige Falle zu Verharmlosung dar" (Schmid 2001, S. 83). Die Reflexion der einerseits sexuellen Spezifität (die Geschlechtlichkeit einer Person) der am Prozess einer Beziehung beteiligten Personen und andererseits deren individueller Einzigartigkeit ist unabdingbar. Schmid (1996b, S. 497) führt zur Thematik der Geschlechterdifferenz die Aktualisierungstendenz (siehe auch Kap. 3) als Beispiel an, um genderspezifische Aspekte zu verdeutlichen: Explikationen der und Ausführungen zur Aktualisierungstendenz als gerichtete, vorwärtsstrebende Kraft machen deutlich, dass es sich um ein männliches Verständnis des Motivationsprinzips handelt, das maßgeblich von männlichem Erleben und männlicher Sprache geprägt ist. Eine von weiblicher Empirie geprägte Begriffsbestimmung der Aktualisierungstendenz könnte das Augenmerk darauflegen, dass sich der Mensch von Anbeginn an stets in Beziehung befindet und die Entwicklung als einer Person in der Folge ein „ausdifferenzierender Prozess der Beziehungsgestaltung ist" (Schmid 1996b, S. 497).

Die Entwicklung einer kongruenten Sprache für Sexualität

Sexualität an sich ist so etwas wie die Körpersprache einer Person. Jeder Mensch hat folglich quasi seinen eigenen Dialekt. Dieser bedeutet individuellen Ausdruck. In der sexuellen Begegnung ist es wichtig, den Dialekt des Gegenübers verstehen zu können oder gegebenenfalls auch eine Hochsprache zu beherrschen, damit man sich korrekt verständigen kann (Schmid 1996b, S. 498).

Kommunikation über Sexualität kann sowohl nonverbal – eben körpersprachlich – als auch mit Worten passieren. Das Finden einer kongruenten Begrifflichkeit, um über Sexualität sprechen zu können ist von großer Bedeutung. „Es ist wichtig – auch unabhängig von der Therapie – eine kongruente Sprache für Sexualität zu finden" (Schmid 1996b, S. 507). Es kann durchaus eine Schwierigkeit darstellen, offen über Sexualität zu sprechen. Sie ist eine Thematik, die oft sehr scham- oder angstbesetzt ist. Es gilt jedoch sich offen, ehrlich und klar mitzuteilen. Das An- und Aussprechen sexueller Inhalte darf als Teil kongruenter Sexualität verstanden werden. Es ist bedeutsam, konkrete Empfindungen, Gefühle und auch Anliegen zu formulieren. „Die ,Dinge' sind beim Namen zu nennen" (Teichmann-Wirth 1992, S. 293). Nicht zuletzt kann es auch schwierig sein über Sexualität zu sprechen, weil es kaum eine zur Verfügung stehende Sprache gibt, die sexuelle Erfahrungen adäquat zu symbolisieren und auszutauschen imstande ist. Weder eine medizinisch korrekte Fachsprache, noch psychoanalytische Terminologie oder vulgäre Jargons werden dem Anspruch gerecht, in Worte zu kleiden, was einen so tief zu berühren imstande ist. Dennoch ist es wichtig, zu benennen, was einen so stark bewegt (Schmid 1996b, S. 507).

Gerade hinsichtlich Psychotherapie kann es zuweilen von Bedeutung sein, einer Person überhaupt erst Sprache zu geben, um über sexuelle Erfahrungen und Bedürfnisse sprechen zu können. Die Verständigung über Sexualität ist vor allem auch hinsichtlich der Artikulation sexueller Wünsche und Affekte unabdingbar. Paget (2001, S. 63) bemerkt sehr treffend, dass man durch reine Osmose kein Wissen austausche, man müsse durch Worte und Taten miteinander kommunizieren. Dabei ist es wesentlich, die sowohl richtigen Worte und als auch den richtigen Ton zu finden (Teichmann-Wirth 1992, S. 300). Kongruente Kommunikation über Sexualität ist jene, die, die sexuelle Begegnung an sich und die daran beteiligten Personen wertschätzt und gleichzeitig maßgeblich von Ehrlichkeit, Offenheit und Eindeutigkeit bestimmt ist. Freilich sei auch darauf hingewiesen, dass man über Sexualität nicht sprechen sollte, um der tatsächlichen sexuellen Begegnung auszuweichen oder sie gar zu vermeiden (Schmid 1996b, S. 507). Nicht zuletzt ist das Sprechen über Sexualität lustspendend per se und in weiterer Folge auch beziehungsstiftend.

Teichmann-Wirth (1992, S. 302) schreibt über den Akt der Liebe in folgenden bewegenden Worten: „Die Sexualität erlaubt uns, uns in der tiefsten Form einen anderen Menschen in Liebe anzuvertrauen und in der liebenden Umarmung unser Sein zu transzendieren, jene spirituelle Dimension zu erlangen, von welcher Rogers in seinen letzten Jahren schrieb – oder anders ausgedrückt, den Himmel auf Erden zu erahnen."

Zusammenfassung

Die vorliegende Arbeit ist eine Auseinandersetzung mit personzentrierten Konzeptualisierungen von Sexualität. Sexualität ist ein hochkomplexes Geschehen, ein Fakt, der bereits im einleitenden Kapitel deutlich wird, welches versucht zahlreiche Aspekte von Sexualität darzustellen. Zunächst findet eine Abgrenzung der personzentrierten Herangehensweise an Sexualität von libidinösen und triebhaften, sexuellen Konzepten statt. Dabei werden im Groben vier erhebliche Differenzen und Unterschiedlichkeiten zwischen den Ansätzen deutlich. Anschließend setzt sich die Arbeit mit Sexualität als eine mögliche Form der Aktualisierungstendenz auseinander. Sie wird im personzentrierten Ansatz auch als substanziale Beziehungsebene bezeichnet und meint die Beziehung zur eigenen Person. Jenem Kapitel voraus geht eine ausführliche Einführung des Begriffs der Aktualisierungstendenz, als eine theoretische Grundlage des personzentrierten Paradigmas. In der Folge widmet sich der Hauptpart der Arbeit dem Begriff der kongruenten Sexualität und der relationalen Beziehungsebene, d. h. der Beziehung zum Gegenüber. Auch hier findet vorerst eine fundierte Klärung des Wortgebrauchs und des Wesens der Kongruenz statt. In jeweils einzelnen Abschnitten werden Bedingungen für eine kongruente Sexualität, kongruente Sexualität als Frau und als Mann und die Entwicklung einer kongruenten Sprache für Sexualität behandelt.

Hinsichtlich der psychotherapeutischen oder auch psychotherapiewissenschaftlichen Disziplin hat Sexualität insofern Relevanz, als dass sie in höchstem Maße quasi eine „therapeutische Wirkung" haben kann. Erfüllte Sexualität, wie sie in der Arbeit beschrieben wird, hat die Kraft uns völlig frei fühlen zu lassen, und sie lässt uns erspüren, tief geliebt zu werden.

Ausblick

Insgesamt ist zu resümieren, dass sich das Vorhandensein personzentrierter Literatur zur Thematik der Sexualität eher karg darstellt. Natürlich lässt sich jener Umstand anhand von personzentrierter Faktoren und Grundannahmen wie jene der Ganzheitlichkeit des Mensch-Seins verstehen, es ist jedoch auch von großer Bedeutung genuin personzentriertes Gedankengut und Theoriegrundlagen in Bezug auf Sexualität zu entwickeln. Schmid (1996b, S. 490) hat diesbezüglich sicherlich Pioneerarbeit geleistet. Er bemerkt kritisch: „Zur Entwicklung eines personzentrierten Verständnisses von Sexualität ist nicht auf andere Theorien zurückzugreifen, sondern es ist genuin aus der persönlichen Erfahrung und der personzentrierten Anthropologie zu entwickeln."

Insbesondere hinsichtlich sexueller Pathologie ist personzentrierte Theorieentwicklung weitgehend ausständig.

Was Sie aus diesem *essential* mitnehmen können

- Das *essential* legte Ihnen die menschliche Sexualität als Beziehungs- und Begegnungsgeschehen dar.
- In diesem *essential* haben Sie das personzentrierte Verständnis von Sexualität kennengelernt – dargestellt entlang personzentrierter Begrifflichkeit und Theorie.
- Es wurden Bedingungen für gelingende und erfüllte Sexualität beschrieben und erörtert.

Literatur

Arbeitsgemeinschaft Personzentrierte Gesprächsführung. (Hrsg.). (1984). *Persönlichkeitsentwicklung durch Begegnung. Das personzentrierte Konzept in Psychotherapie, Erziehung und Wissenschaft*. Wien: Österreichischer Bundesverlag.

Avers, C. J. (1976). *Einführung in die Sexualbiologie*. Stuttgart: Gustav Fischer (Im Original erschienen 1974: Biology of Sex).

Baker, R. (2000). *Sex im 21. Jahrhundert. Der Urtrieb und die moderne Technik*. München: Limes (Im Original erschienen 1999: Sex in the future: Ancient Urges Meet Future Technology).

Bornemann, E. (1984). *Lexikon der Sexualität*. Herrsching: Manfred Pawlak.

Byer, C. O., Shainberg, L. W., & Galliano, G. (1999). *Dimensions of human sexuality* (5. Aufl.). United States of America: The McGraw-Hill Companies.

Haeberle, E. J. (2005). *dtv-Atlas: Sexualität.* München: Deutscher Taschenbuch Verlag.

Frenzel, P. (2008). *Problemgeschichte der psychotherapeutischen Schulen: Personzentrierte Psychotherapie*. Wien: Sigmund-Freud-Privatuniversität.

Frenzel, P., Schmid, P. F., & Winkler, M. (Hrsg.). (1992). *Handbuch der personzentrierten Psychotherapie*. Köln: Edition Humanistischer Psychologie.

Frenzel, P., Keil, W. W., Schmid, P. F., & Stölzl, N. (Hrsg.). (2001). *Klienten-/Personzentrierte Psychotherapie. Kontexte, Konzepte, Konkretisierungen*. Wien: Facultas WUV-Universitätverlag.

Freud, S. (2000). *Sexualleben* (4. Aufl.). Frankfurt a. M.: Fischer Taschenbuch.

Iseli, C., Keil, W. W., Korbei, L., Nemeskeri, N., Rasch-Oswald, S., Schmid, P. F., & Wacker, P. G. (Hrsg.). (2002). *Identität, Begegnung, Kooperation. Person-/Klientenzentrierte Psychotherapie und Beratung an der Jahrhundertwende*. Köln: GwG.

Kerner, I. (2005). *Mehr Lust für sie. Was Frauen beim Sex verrückt macht* (3. Aufl.). München: Wilhelm Goldmann (Im Original erschienen 2004: She comes first).

Paget, L. (2001). *Der Super-Orgasmus*. München: Wilhelm Goldmann (Im Original erschienen 2001: The big O).

Pfeiffer, W. M. (1992). *Gesundheitsförderung, Vorsorge und Begleitung im Rahmen der Sozialarbeit. Personzentrierte Psychologie und Psychotherapie. Jahrbuch*. GwG: Wien.

Rogers, C. R. (1985). *Die Kraft des Guten*. Frankfurt a. M.: Fischer Taschenbuch (Im Original erschienen 1977: On personal power – Inner Stregth and its Revolutionary Impact).

© Springer Fachmedien Wiesbaden GmbH, ein Teil von Springer Nature 2018
A. Kerber, *Sexualität in der personzentrierten Psychotherapie*, essentials,
https://doi.org/10.1007/978-3-658-21869-0

Rogers, C. R. (1987). *Eine Theorie der Psychotherapie, der Persönlichkeit und der zwischenmenschlichen Beziehungen. Entwickelt im Rahmen des klientenzentrierten Ansatzes*. Köln: GwG (Im Original erschienen 1959: A theory of therapy, personality and interpersonal relationships, as developed in the client-centered Framework).

Rogers, C. R. (1989). *Die nicht-direktive Beratung. Counseling and Psychotherapy*. Frankfurt a. M.: Fischer Taschenbuch (Im Original erschienen 1942: Counseling and Psychotherapy).

Rogers, C. R. (1990). *Therapeut und Klient. Grundlagen der Gesprächspsychotherapie*. Frankfurt a. M.: Fischer Taschenbuch.

Rogers, C. R. (1993). *Der neue Mensch* (5. Aufl.). Stuttgart: Klett-Cotta (Im Original erschienen 1980: A Way of Being).

Rogers, C. R. (1994). *Entwicklung der Persönlichkeit* (10. Aufl.). Stuttgart: Klett-Cotta (Im Original erschienen 1961: On becoming a person).

Rogers, C. R., & Schmid, P. F. (1998). *Person-zentriert. Grundlagen von Theorie und Praxis* (3. erweiterte Aufl.). Mainz: Matthias-Grünwald.

Schmid, P. F. (1989). *Personale Begegnung. Der personzentrierte Ansatz in Psychotherapie, Beratung, Gruppenarbeit und Seelsorge* (aktualisierte und erweiterte Aufl. 1995). Würzburg: Echter.

Schmid, P. F. (1996a). „Sexualität: Selbstverwirklichung & Selbsttranszendenz". Der anthropologische Befund. *Diakonia, 4,* 222–232.

Schmid, P. F. (1996b). *Personzentrierte Gruppenpsychotherapie in der Praxis. Ein Handbuch. Die Kunst der Begegnung*. Paderborn: Junfermann.

Springer, A. (2007). *Sexualität*. Wien: Sigmund-Freud-Privatuniversität.

Stipsits, R., & Hutterer, R. (Hrsg.). (1992). *Perspektiven rogerianischer Psychotherapie*. Wien: WUV-Universitätsverlag.

Stumm, G., Wiltschko, J., & Keil, Wolfgang W. (Hrsg.). (2003). *Grundbegriffe der Personzentrierten und Focusing-orientierten Psychotherapie und Beratung*. Stuttgart: Pfeiffer bei Klett-Cotta.

Lesen Sie hier weiter

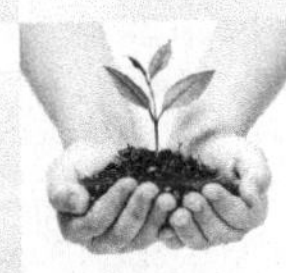

Jochen Eckert, Eva-Maria Biermann-Ratjen, Diether Höger (Hrsg.)

Gesprächspsychotherapie

2012, XIX, 348 S., 5 Abb.
Hardcover € 49,95
ISBN 978-3-642-28649-0

Änderungen vorbehalten.
Erhältlich im Buchhandel oder beim Verlag.

Einfach portofrei bestellen:
leserservice@springer.com
tel +49 (0)6221 345-4301
springer.com

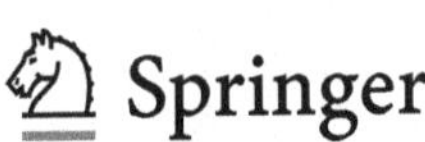